AF243578

MINISTÈRE DU COMMERCE,

COMITÉ CONSULTATIF D'HYGIÈNE PUBLIQUE DE FRANCE.

RAPPORT

ADRESSÉ A M. LE MINISTRE DU COMMERCE,

SUR

LA PROPHYLAXIE SANITAIRE MARITIME

DES

MALADIES PESTILENTIELLES EXOTIQUES

(PESTE, FIÈVRE JAUNE, CHOLÉRA),

PAR

M. LE Dr A. PROUST,

INSPECTEUR GÉNÉRAL DES SERVICES SANITAIRES.

PARIS.

IMPRIMERIE NATIONALE.

M DCCC LXXXV.

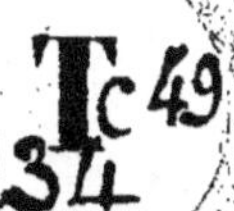

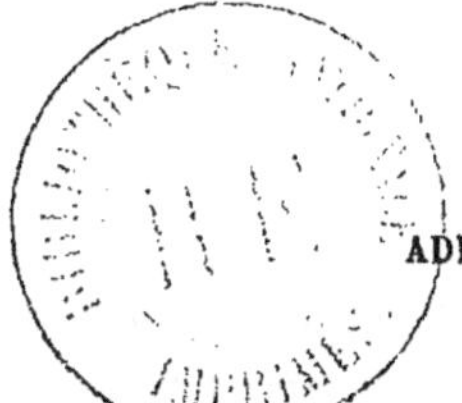

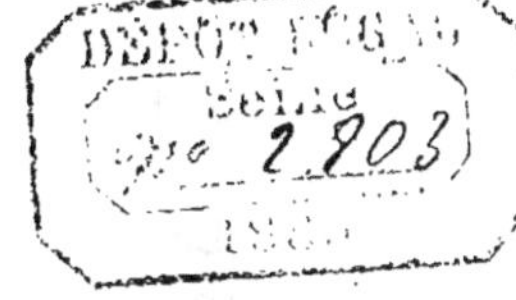

RAPPORT

ADRESSÉ À M. LE MINISTRE DU COMMERCE,

SUR

LA PROPHYLAXIE SANITAIRE MARITIME

DES

MALADIES PESTILENTIELLES EXOTIQUES

(PESTE, FIÈVRE JAUNE, CHOLÉRA [1]),

PAR

M. LE Dr A. PROUST,

INSPECTEUR GÉNÉRAL DES SERVICES SANITAIRES.

Paris, le 14 octobre 1884.

Monsieur le Ministre,

Un certain nombre de maladies, prenant naissance loin du sol que nous habitons, ont été importées en Europe à différentes reprises. Au bout de quelques années, après avoir parcouru un trajet plus ou moins long, elles s'éteignent, jusqu'à ce que de nouveaux germes morbifiques, provenant du pays d'origine, soient de nouveau importés.

Ce sont les maladies pestilentielles exotiques : la peste, la fièvre jaune, le choléra.

La peste, confinée depuis quelques années sur les frontières de la Perse et de la Turquie, fait de temps à autre quelques apparitions près du lac d'Ourmiah, sur les montagnes de l'Assyr, dans l'ancienne Cyrénaïque, à Wetlianka, sur les bords du Volga,

[1] Rapport inséré au Journal officiel de la République française du 29 octobre 1884.

en Europe, et, tout récemment encore, à Bedra, près de Bagdad. Cependant elle ne nous menace pas en ce moment; il n'en est pas de même des deux autres maladies.

La fièvre jaune, qui naguère était limitée au golfe du Mexique, a pris une extension considérable en Amérique. Au Nord, elle a remonté le Mississipi jusqu'à Memphis; au Sud, elle a dépassé le tropique: les côtes du Pacifique ont été envahies, et elle a pénétré dans l'intérieur des terres. Enfin, nos possessions du Sénégal sont souvent atteintes.

La fièvre jaune a été trois fois importée en Europe dans ces dernières années, et y a causé des épidémies plus ou moins graves:

A Lisbonne, en 1858;

A Saint-Nazaire, en 1861;

Et à Barcelone, en 1870.

L'extension du foyer de cette maladie a été si considérable, que nous avons été obligés de tenir pour brutes presque toutes les provenances de l'Amérique, ainsi que d'une partie de l'Afrique occidentale.

L'histoire des épidémies de choléra est encore trop présente à tous les esprits pour qu'il nous paraisse utile d'en retracer le récit.

Les caractères vraiment essentiels, ceux qui impriment aux yeux du médecin un cachet vraiment spécial à ces maladies, sont:

1° La localisation de la maladie dans un foyer d'origine (choléra: Inde; fièvre jaune: Amérique);

2° L'arrivée d'un germe morbifique en Europe ou dans un pays éloigné provenant du foyer d'origine.

Sur ce point, presque toute l'Europe scientifique est absolument d'accord; c'est là une vérité presque universellement acceptée. Aux conférences internationales de Constantinople et de Vienne, la conclusion suivante a été votée à l'unanimité:

« Le choléra asiatique, susceptible de s'étendre (épidémique), se développe spontanément dans l'Inde, et c'est toujours du dehors qu'il arrive quand il éclate dans d'autres pays. »

Cette conclusion, dis-je, a été votée à l'unanimité à la conférence de Vienne par tous les représentants de l'Europe réunis, et entre autres par l'Angleterre et par l'Allemagne.

L'Angleterre était représentée par le regretté Dr Seaton, qui était, à ce moment, le chef du *General board of health*; l'Allemagne avait pour délégués Hirsch et Pettenkoffer.

Ces opinions ont été depuis confirmées par tous les congrès internationaux d'hygiène :.

A Bruxelles, en 1876 ;.

A Paris, en 1878 ;

A Turin, en 1880 ;

A Genève, en 1882 ;

Enfin, tout récemment (1884), à la Haye.

C'est également l'avis du Comité d'hygiène et de l'Académie de médecine.

En présence d'une opinion si unanimement acceptée, nous avons le devoir de prendre des mesures pour empêcher les germes morbifiques des maladies pestilentielles exotiques d'être de nouveau introduits en Europe et en France.

Il ne faut pas oublier non plus que c'est là un intérêt tout à fait démocratique, puisque c'est surtout parmi les classes déshéritées que sévissent principalement les maladies pestilentielles. Ce qui vient de se passer à Toulon, à Marseille, à Gênes et à Naples le démontre surabondamment.

Mais quels moyens faut-il employer pour arriver à ce but? Nous devons tendre à supprimer le germe morbifique qui est régénéré par les malades, qui peut se fixer sur leur linge de corps, sur leurs vêtements, sur certaines marchandises dites susceptibles, enfin, sur les navires provenant des pays d'origine des maladies pestilentielles exotiques.

Pour obtenir ce résultat, il faut évidemment isoler les malades et employer divers procédés de désinfection ; mais cela ne suffit pas.

Les maladies exotiques pestilentielles, comme toutes les affections générales infectieuses, ont une période d'incubation, de durée variable. Cela veut dire que les passagers venant d'un lieu contaminé peuvent posséder le germe de la maladie sans qu'ils en présentent encore aucune manifestation extérieure ; mais, au moment de cette manifestation, ils deviendront, au point de vue de la transmission, aussi dangereux que les premiers malades. La conséquence est facile à déduire : il est nécessaire d'isoler les passagers venant d'un lieu contaminé pendant le temps qui correspond à l'incubation ; c'est là le principe de la quarantaine admis par tous les épidémiologistes qui, tous, en reconnaissent plus ou moins la nécessité ; la controverse et la discussion n'apparaissent que lorsqu'il s'agit d'appliquer le principe dans certaines circonstances données.

Si donc la désinfection était parfaite, si l'isolement des malades était complet pendant tout le temps où la maladie est transmissible, si la séquestration des personnes pouvant avoir la maladie exotique à l'état d'incubation était absolue pendant tout le temps où cette incubation est possible, jamais il n'y aurait d'importation.

Il s'agit maintenant de rechercher ce qui peut nous rapprocher le plus de l'idéal au point de vue de la protection, en prescrivant les mesures les moins vexatoires, les moins préjudiciables à la liberté des communications et les moins dommageables au commerce.

Occupons-nous d'abord de la désinfection.

Il faut être bien pénétré de cette idée que ce qui est surtout dangereux au point de vue de la transmission, c'est le malade lui-même, capable de régénérer le principe morbifique ; ce sont ses déjections, son linge de corps plus ou moins souillé, le milieu confiné dans lequel il a séjourné, chambre ou cabine.

La désinfection doit donc porter : sur les matières excrémentitielles des malades et des suspects, sur leur linge de corps, sur leurs vêtements, sur les sacs militaires qui peuvent renfermer des habits d'individus ayant succombé dans les pays contaminés ; elle doit porter encore sur la literie et les marchandises susceptibles, enfin sur le navire lui-même.

Afin que cette désinfection soit complètement efficace, on ne doit pas attendre, pour l'opérer, l'arrivée du navire dans nos ports ; et nous voudrions voir généraliser la désinfection, pendant le cours même du voyage, pour tous les navires venant de pays suspects de choléra ou de fièvre jaune : désinfecter immédiatement les matières excrémentitielles et les jeter à la mer ; le linge souillé ou seulement sali des malades, des suspects et même de tous les passagers sera passé chaque jour à l'eau bouillante, mais à l'eau réellement bouillante.

Les vêtements seront placés au moins deux fois pendant le voyage, au départ et à l'arrivée, dans une étuve à désinfection par la chaleur, étuve qui serait aisément établie sur chaque grand paquebot.

Pour les navires qui ne posséderaient pas d'étuve, la désinfection serait opérée par l'acide sulfureux, produit par la combustion de 30 grammes de soufre par mètre cube. Des bains seront donnés aussi souvent que possible, et une propreté exquise régnera sur le navire.

Enfin, on devra être pourvu d'eau potable d'une pureté irréprochable, et qui jamais ne proviendra d'un pays contaminé.

Si la nécessité contraignait de renoncer à cette dernière condition, l'eau devrait être alors préalablement bouillie.

Ces prescriptions seront suivies non seulement pour les navires infectés, c'est-à-dire ayant des malades atteints de choléra ou de fièvre jaune à bord, mais aussi pour les navires simplement suspects, c'est-à-dire n'ayant pas de malades, mais provenant seulement de pays contaminés.

Il est bien entendu que lorsqu'il s'agit de navires infectés, les malades seront rigoureusement isolés, et les parties du navire où ils ont séjourné seront fumigées pendant vingt-quatre heures. S'il y a décès, les cadavres seront immédiatement jetés à la mer.

Les règles de désinfection que je viens de décrire pour être pratiquées sur le navire lui-même seront à peu près les mêmes lorsqu'elles seront effectuées au lazaret. Toutefois, comme dans ce dernier cas certains détails doivent être ajoutés, qu'il faut préciser le mode du déchargement dit sanitaire et indiquer les procédés de désinfection du navire lui-même, il y aura lieu à deux règlements particuliers.

J'aurai donc l'honneur de soumettre à votre approbation :

1° Un règlement d'assainissement au moment du départ et sur le navire pendant le voyage;

2° Un règlement de la désinfection à l'arrivée et dans les lazarets.

La nature de la quarantaine différera suivant les conditions du navire, s'il est suspect ou infecté. Dans ce dernier cas, les malades seront immédiatement débarqués et rigoureusement isolés.

La durée de la quarantaine variera suivant la durée de la traversée. En effet, une maladie pestilentielle exotique a d'autant moins de chance d'être transmise par un navire que son pays d'origine est plus loin du port de débarquement. La France, l'Angleterre, l'Espagne sont en relations presque incessantes avec les pays à fièvre jaune, et cependant nous avons peu observé en Europe d'épidémies de fièvre jaune. Cela tient à ce qu'il faut actuellement treize ou quatorze jours au minimum pour venir des Antilles à Saint-Nazaire. Il en est de même de l'Angleterre relativement au choléra : la distance de Bombay à Southampton ne peut être franchie rapidement malgré tous les progrès de la navigation. Le choléra n'a été importé en France que deux fois depuis vingt ans, en 1865 et en 1884. Mais la situation est toute différente lorsque la traversée est courte.

Malgré les quarantaines imposées récemment par l'Algérie aux provenances de France et d'Espagne, le choléra ne s'est pas moins montré à Oran et au lazaret du Fort-Génois, près de Bône. Il n'y a de garantie, lorsque la traversée est courte, que dans la longue durée des quarantaines. C'est ce que vient de prescrire la Sicile, qui a soumis à une quarantaine de vingt et un jours les provenances de la péninsule italienne. Messine, Palerme ont pu rester ainsi indemnes, malgré le voisinage de Naples, qui présentait une mortalité effroyable.

Palerme se souvient des désastres des épidémies précédentes: sur une population de 240,000 habitants, elle a perdu jusqu'à 1,000 cholériques par jour; aussi préfère-t-elle mettre des entraves à son commerce plutôt que d'exposer un instant sa sécurité.

Mais ces longues quarantaines ne sont possibles que dans certaines circonstances particulières, là où les relations sont peu suivies. Supposons, au contraire, l'Angleterre envahie : traversée très courte ; relations incessantes ; nous procéderions alors comme si l'Angleterre était sur le continent et nous ne prescririons aucune quarantaine, dans le cas de navire simplement suspect, bien entendu, puisque ce serait pour ainsi dire prescrire une quarantaine terrestre, et que notre doctrine ne permet pas d'attacher, dans nos pays à populations denses, la moindre valeur aux quarantaines terrestres.

Il me reste à dire quelques mots des rapports que présentent entre elles les mesures de désinfection et les mesures de quarantaine, et de l'influence qu'ont l'une et l'autre sur la protection de la santé publique.

Dans certaines circonstances données, toutes deux sont nécessaires pour prévenir l'importation dans notre pays des germes morbifiques ; mais la désinfection a certainement le premier rôle et le plus important. Sans elle, en effet, la quarantaine n'est qu'un leurre. Prescrivez-la pendant des semaines; et une fois qu'elle est terminée, si vous laissez sortir les passagers avec leurs bagages remplis de linge plus ou moins infecté, avec leurs vêtements pouvant contenir des germes morbifiques, vous n'avez rien prévenu, vous n'avez fait que prescrire une mesure vexatoire, troublant les intérêts commerciaux : mais vous n'avez sauvegardé en rien la santé publique.

La désinfection seule, au contraire, peut rendre la quarantaine presque inutile dans certains cas, et donner cependant une garantie presque complète à la santé publique.

Si, en effet, la désinfection a été rigoureuse pendant le voyage, sur les navires qui ont à parcourir une longue traversée, comme ceux de l'Inde et des Antilles, qui nous intéressent particulièrement, une inspection médicale sérieuse à l'arrivée donnera une garantie suffisante. Si cette inspection permet de constater l'absence de maladie pestilentielle pendant le voyage et au moment de l'arrivée, si l'agent sanitaire a l'assurance que toutes les mesures de désinfection ont été rigoureusement exécutées, si l'on peut avoir confiance dans la déclaration du médecin (qui doit être un médecin nommé par l'Administration sanitaire), la libre pratique sera accordée immédiatement, sans même qu'une observation de vingt-quatre heures soit prescrite.

Si donc le commerce, les grandes compagnies de navigation veulent voir disparaître les entraves que leur cause l'emploi des mesures restrictives, elles doivent, par leur bonne volonté, par leurs déclarations sincères, par une désinfection réellement effective, donner un gage sérieux à la santé publique. Et comme il existe une sorte de corrélation entre les garanties fournies par les mesures de désinfection et les mesures de quarantaine, l'Administration sanitaire pourra diminuer, sans inconvénient, la durée des quarantaines, en raison des garanties données par la rigueur de la désinfection.

Si donc le commerce veut arriver à voir disparaître les dernières entraves quarantenaires, il doit faire exécuter les mesures que nous venons de conseiller, et rassurer par ses procédés et sa sincérité les populations chez lesquelles la crainte des maladies pestilentielles éveille l'intérêt bien naturel de la conservation.

Si la désinfection était rigoureuse, il n'y aurait plus en Europe d'importation de choléra, ni de fièvre jaune, puisque les navires venant des pays originairement contaminés ont toujours une longue traversée.

Et si l'on pouvait établir un système international de protection et de défense sur la mer Rouge, nous n'aurions plus à prescrire en Europe, une fois que le choléra y sera éteint, de mesures quarantenaires contre cette maladie.

Nous pouvons espérer voir cet avenir se réaliser; mais en attendant que, des deux armes que nous possédons, la première soit devenue parfaite, nous ne pouvons encore renoncer à la seconde, qui disparaîtra d'elle-même lorsque la première donnera tous les résultats qu'on est en droit d'en attendre. Avant que cet avenir se réalise, nous devons maintenir le règlement de police sanitaire de 1876, règlement qui est l'œuvre de M. Fauvel et qui est déjà un adoucissement des règlements antérieurs. Il doit rester jusque-là notre palladium.

Tels sont les principes qui nous semblent devoir dicter les décisions de l'Administration sanitaire française; ces principes, d'ailleurs, sont ceux du Comité d'hygiène et de l'Académie de médecine.

Vous le voyez, Monsieur le Ministre, la plupart des entraves produites par les quarantaines ne sont que l'effet de l'inobservance à bord des règles hygiéniques les plus élémentaires, et ces entraves disparaîtront presque complètement le jour où le commerce et les grandes compagnies de navigation voudront faire exécuter sur les bâtiments qui leur appartiennent des prescriptions sanitaires rationnelles.

Veuillez agréer, Monsieur le Ministre, l'hommage de mon profond respect.

L'Inspecteur général des services sanitaires,

Signé : A. PROUST.

Le Comité consultatif d'hygiène publique de France a approuvé les conclusions de ce rapport dans sa séance du 27 octobre 1884.

IMPRIMERIE NATIONALE. — Mai 1885.